Respire certo!

E vença o medo

Respire certo!

E vença o medo

Adelina Baraúna
Uma experiência com a yoga

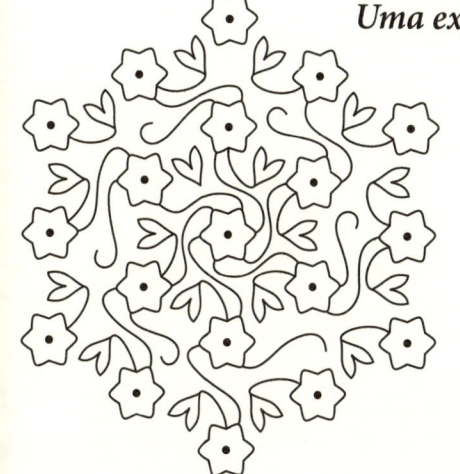

solisluna editora

Bahia 2010

Respire certo! E vença o medo
Copyright © 2010 Adelina Baraúna
Copyright © 2010 Solisluna Design Editora

Edição
Enéas Guerra
Valéria Pergentino

Preparação dos Originais
Katherine Funke

Design e Editoração
Valéria Pergentino
Elaine Quirelli

Fotografias
Kin Guerra (p. 22, 34 e orelha)
Elaine Quirelli (p. 6, 10, 42, 50, 64)

Revisão de Texto
Maria José Bacelar Guimarães

Texto revisado segundo o novo acordo ortográfico
da língua portuguesa que entrou em vigor em 2009.

Dados Internacionais de Catalogação na Publicação (CIP)
(Câmara Brasileira do Livro, SP, Brasil)

Baraúna, Adelina
  Respire certo! e vença o medo : uma
experiência com a yoga / Adelina Baraúna. --
Salvador, BA : Solisluna Design Editora, 2010.

  ISBN 978-85-89059-31-2
  Bibliografia

  1. Yoga 2. Yoga - Aspectos da saúde I. Título.

10-07467   CDD-613.7046

Índices para catálogo sistemático:
1. Yoga : Promoção da saúde   613.7046

Todos os direitos desta edição reservados à Solisluna Design Editora Ltda.
(71) 3379.6691 | 3369.2028 editora@solislunadesign.com.br
www.solislunadesign.com.br www.solislunaeditora.com.br

Minha gratidão à VIDA, trajetória de transformação, com o aprendizado de reconhecer a cada passo o que significa escolher fazer a história, entregando e confiando no Amor, aceitando as dificuldades como sinais dos momentos de mudança.

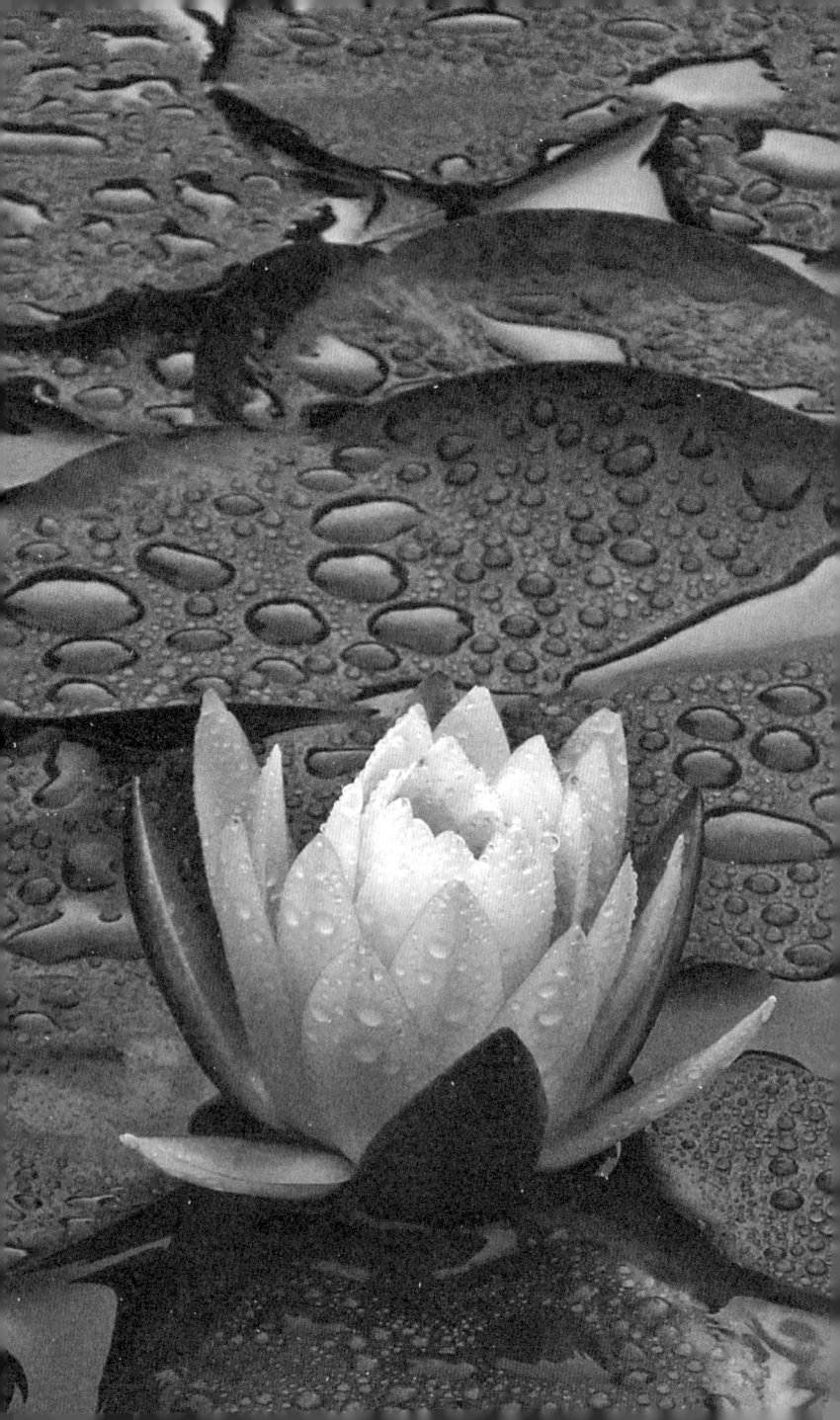

Para sermos livres de doenças devemos limpar nossa natureza interior e corrigir nossa forma de pensar.
Sai Baba[1]

Sumário

Um pouco sobre mim 11

Viver a yoga 23

Lidar com o medo 35

Mantras e meditação 43

Para pensar 51

Para saber mais 65

Notas 70

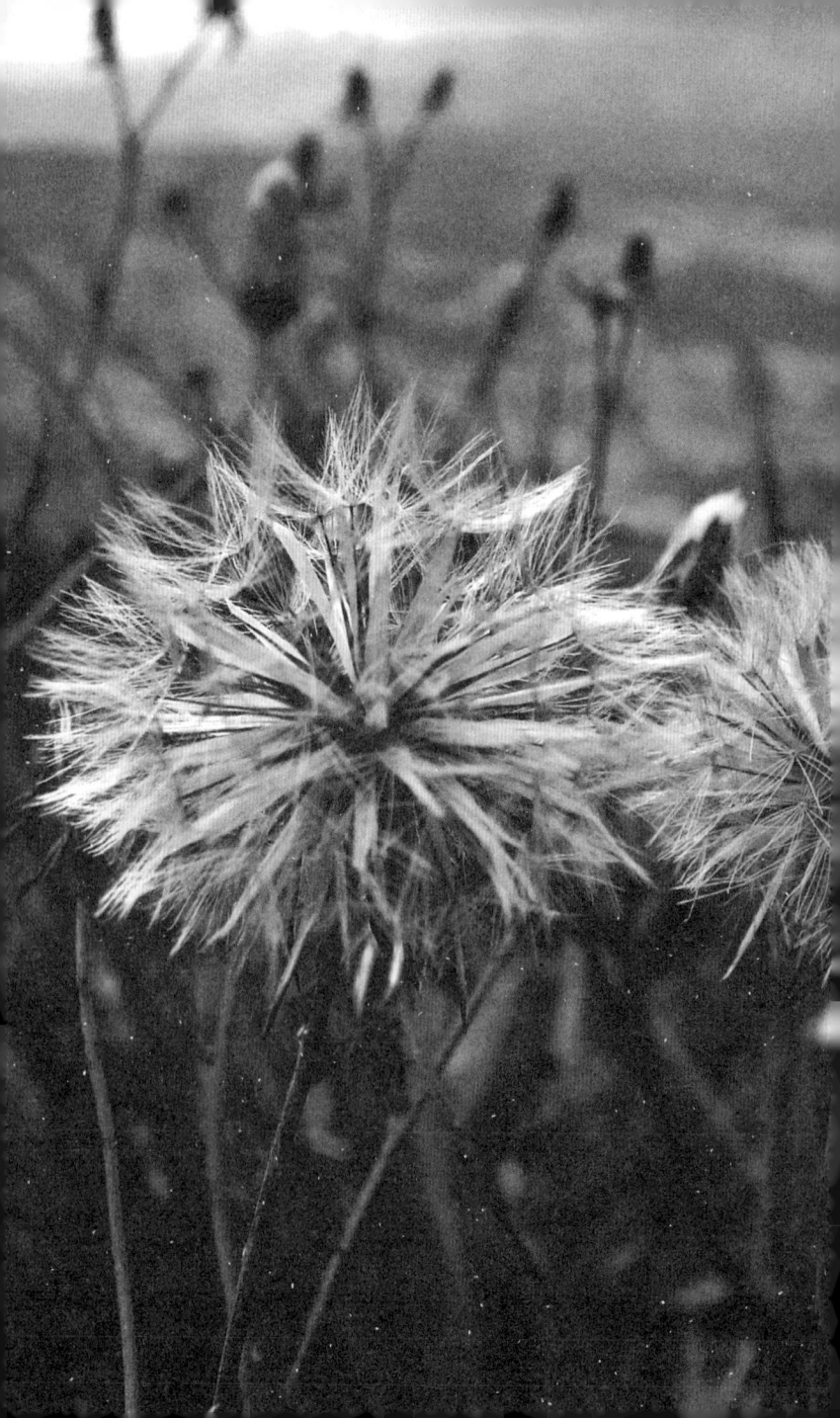

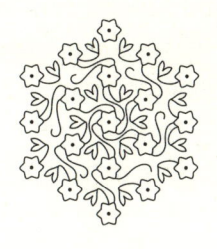

Um pouco sobre mim

Eu tinha 23 de anos de idade e estudava Engenharia quando nasceu minha primeira filha. Voltei às aulas enquanto ela ficava em casa cercada de todos os cuidados, com avós e tios. Mesmo com esta rotina tranquila, comecei a sentir um vazio, um desconforto, uma "coisa", que me levou a procurar ajuda médica. Fiz exames, mas nada foi detectado. Eu tinha medo, mas não sabia porquê. E o mal-estar não passava. Só piorava.

Era o pânico. Não conseguia respirar direito, sentia dormência, palpitação, a pressão subia, tinha zumbido no ouvido. A cada dia, um novo sintoma aparecia. Eu ficava assustada. Se sentisse uma dor na cabeça, pensava que era um tumor; se fosse dor no peito, achava que era doença do coração. Houve um desequilíbrio total.

Foi então que um amigo e médico da família, que foi vizinho de meus pais por muitos anos durante minha infância, na Rua Nova de São Bento, em Salvador, aconselhou a leitura de *Auto-perfeição com HathaYoga*, livro escrito pelo brasileiro Hermógenes[2]. Assim, iniciei o caminho da yoga, palavra que deriva da raiz sânscrita *yuj* e significa união, unificação.

Com o livro, comecei a entender o que era aquela "coisa", o pânico. Sentindo-me guiada pela publicação, eu me trancava no quarto em silêncio e praticava. Primeiro com Hermógenes, depois com outros mestres, aprendi que entregar, aceitar e confiar dentro do aparente caos, agradecendo pelo modo como tudo ao final se organiza, é como uma chave para deixar a vida fluir.

A chave é reconhecer o aqui e agora: é prestar atenção no ato de inspirar e expirar. Com a consciência focada na respiração, o barulho da mente diminui. Quando o silêncio acontece, o corpo vai se desarmando, vai se permitindo sair da zona de tensão, e a percepção da vida que flui através dele se torna mais plena, gerando confiança. O resultado é saúde física, mental, emocional e espiritual.

Hermógenes é um dos principais nomes da yoga no Brasil. Ele era capitão do Exército, vítima de tuberculose, fraco e abatido, quando, um dia, se deparou com o livro *Yoga and Sports*, de Elizabeth Haich e Selvarajan Yesudian[3]. Este fato mudaria não só sua vida, como a minha e a de muitos brasileiros, a partir da década de 1950.

Auto-perfeição com Hatha Yoga[4] foi um bom começo para mim. Passei um período de dois anos como autodidata. Em 1980, uma escola abriu quase em frente de minha casa. Comecei a frequentar as aulas, mas ainda não sabia fazer as posturas (*ásanas*) e, equivocadamente, me comparava com os outros alunos do grupo.

No fundo, eu sentia que yoga era mais do que mexer o corpo. Queria saber mais. Senti necessidade de estudar os *yamas* (restrições) e *nyamas* (observâncias), um conjunto de condutas éticas que devem naturalmente estar presentes na atuação do praticante de yoga, o *yoguin*, em todos os momentos de sua vida, independente de lugar ou tempo.

De acordo com o *Yoga Sutra*, de Patanjali[5], um dos mais antigos tratados sobre o tema, os *yamas* são: não--violência, verdade, não roubar, continência ou castidade e não acumular bens. Os *nyamas* são: pureza, contentamento, austeridade (disciplina mental e física), estudo das escrituras e mantras, e recordação. O *Hatha Yoga Pradípiká*[6], outro documento fundamental da yoga, propõe também a prática da compaixão, honestidade, moderação da dieta, paciência, temperança, caridade, simplicidade e inteligência.

Ou seja: a yoga não é só o movimento do corpo; é um movimento do comportamento. O corpo é um reflexo do Ser em constante prática de restrição e observância para que a yoga faça parte de seu dia a dia não apenas sobre o tapete de prática dos ásanas. O corpo reage aos menores impulsos da mente, e o estado da mente é poderosamente influenciado pelo estado do corpo. Vivenciar o yoga é perceber esta reciprocidade.

Enquanto aprendia esses conceitos, comecei a ver também que, formada em Engenharia, não poderia dizer que era profissionalmente realizada. Sou de uma geração que começou a questionar muitas coisas, entre elas o trabalho sem prazer. Creio que a meta, a obrigação, o sentido da vida é justamente buscar a felicidade.

Baseada nos ensinamentos da yoga, já sabia, a essa altura, que controlar a respiração harmoniza os processos emocionais. Mesmo assim, o pânico ainda me deixava doente e eu ia de médico em médico, em todos em consultórios tradicionais da cidade – e ninguém descobria o que eu tinha.

Fiquei grávida pela segunda vez, no final do curso de Engenharia. Esta gravidez foi totalmente diferente da primeira. Tive medos. O maior deles foi logo no início, quando soube que uma colega estava com rubéola e eu teria de ficar em observação. Passou o tempo; o médico me liberou, mas meu corpo já havia registrado este medo, o que se refletiu na hora do nascimento.

Comecei a sentir contrações no dia 17 de março e minha segunda filha só nasceu dia 19. Tomei soro para induzir o parto natural, mas não houve sucesso; o parto foi uma cesariana. Meu avô, muito católico, me disse que ela era um presentinho que São José me havia dado. Fiquei feliz.

Embora mais controlado, o pânico continuava lá. Passei dois anos cuidando das filhas. Só depois comecei a trabalhar. Foi um período de muitas inquietações. Estava formada e insatisfeita, já convicta de que deveria ter escolhido Psicologia, porém ainda sem coragem para tomar qualquer atitude.

Continuava me aprofundando nos ensinamentos da yoga, que evidenciam a sabedoria de vivenciar o presente, dando um passo de cada vez, confiante na dinâmica da vida.

Com grande expectativa, comecei a trabalhar, em maio de 1984, no Departamento de Edificações Públicas (DEP), um órgão do governo do estado. Estava com trinta anos. Minha vida deu uma reviravolta. Questionei meu casamento; questionei minha vida. Continuei no DEP, embora sem gostar do trabalho. O lugar era muito especial e fiz amizades que conservo até hoje.

Minha vida estava tomando novo rumo. O pânico estava sendo administrado e eu começava a vivenciar uma relativa independência: trabalhar fora de casa, receber salário, conciliar as tarefas domésticas, profissionais, sociais, tudo novo. Era bom.

Nessa época, perdi meu pai. Aumentou o movimento de mudança dentro de mim. Dois anos depois, perdi minha mãe e, em seguida, me separei.

Casei novamente. Quando me vi, um dia, no espelho, com meu segundo marido, pensei: – Meu Deus, sou *eu*! Nesse momento, agradeci a coragem que me permitiu seguir minha verdade, confiar no amor e chegar até ali. Tenho certeza que a yoga me sustentou nesses momentos.

Certa vez, caminhando, vi uma faixa na rua com o telefone de uma nova escola de yoga. Anotei e fui até lá. Na Casa de Yoga, ao lado de Jeovah de Assis Pinheiro e Neide Pinheiro, fiz yogaterapia, yoga em grupo e trabalhei cada um dos *yamas* e *nyamas*, de forma profunda.

Abriu-se um horizonte. Ao mesmo tempo em que eu trabalhava como engenheira, comecei a fazer cursos de cromoterapia, florais, iridologia, formação de instrutor de yoga, sempre em busca de meu próprio bem-estar. Profissionalmente, ainda não estava pronta para enxergar qual seria, então, minha vocação.

Tive confecção, fabricação de pãezinhos e lanchonete ao mesmo tempo em que trabalhava com engenharia. Nada dava certo. Então um amigo engenheiro, ao saber que eu estava terminando o curso de formação de instrutor de yoga, me convidou para criarmos, em sua fazenda em Cachoeira, um espaço para vivências com foco na filosofia da yoga. A semente foi plantada.

A mudança definitiva em minha vida profissional começou no dia 15 de agosto de 1999, quando me formei em *reiki*, nível 1. O *reiki* é um método de canalização da energia universal por meio da imposição das mãos, com o objetivo de promover a saúde e o equilíbrio energético. Fiz o curso com a mestra Leni Erica Gut, a Shanti, membro da Reiki Alliance, com o objetivo inicial de autoaplicação.

Quando a mestra me entregou o certificado, disse para pousar as mãos sobre o documento e depositar nelas uma intenção, um propósito. Fechei os olhos e desejei obter uma luz em meu caminho profissional. Ao retirar as mãos, abri os olhos e percebi que a data do certificado, 15 de agosto, é a mesma de minha formatura como engenheira. Ali estava a resposta, bem debaixo das mãos que haviam sido iniciadas nesse método.

Descobri minha vocação com essa "coincidência". Depois pude verificar que minha vida sempre esteve cheia de exemplos como esse, que gosto de encarar como ecos da ressonância quântica, ou seja, provas vivas da força da harmonia entre frequências energéticas que se aproximam. Esse fenômeno também pode ser chamado de sincronicidade.

Deixei definitivamente a engenharia em abril de 2001, quando nasceu o Surya Espaço Terapêutico, instalado no bairro litorâneo de Vilas do Atlântico, em Lauro de Freitas, região metropolitana de Salvador, Bahia.

Tive de esperar dois meses pela primeira aluna de yoga. Confiei. Mesmo sem clientes, ia para o trabalho todos os dias e estudava, lia, escrevia, respirava, meditava. O prazer que sentia em estar ali era o sinal que amparava a espera e permitia que eu me entregasse ao fluxo dos acontecimentos. Deu certo. Surgiram alunos para yoga em grupo. Aos poucos foram surgindo clientes de *reiki* e yoga individual.

Percebi, nesse processo, como o ser humano é carente da fala, da partilha. Alguns clientes começaram a encarar a yoga individual como terapia, mas ainda não era. Aos poucos, comecei a desejar que fosse. Depois de quatro anos de trabalho com yoga e *reiki,* decidi colocar-me a serviço do outro como terapeuta.

Em 2004, comecei o curso da Escola Dinâmica Energética do Psiquismo (DEP) – vejam que, "coincidentemente", é a mesma sigla de meu primeiro emprego como engenheira. A DEP é uma escola iniciática, multidisciplinar, que pode ser cursada por pessoas de todas as áreas profissionais e aplicada de diferentes maneiras.

O curso capacitou-me para ser uma terapeuta centrada no Ser. Possibilitou-me compreender minha trajetória de transformação e sustentar um lugar de observador cada vez mais consciente e responsável pelos atos em meu dia a dia, para que, assim, pudesse me manter conectada com o Ser, colocando-me de forma mais plena ao lado do outro até que ele consiga reconhecer seu próprio caminho.

Como explicam as fundadoras da escola, Theda Basso e Aidda Pustilnik, no livro *Corporificando a Consciência*[7], o curso promove o autodesenvolvimento, ao nos fazer,

> [...] assumir o Ser que somos, pelo treinamento da "escuta" de nós mesmos e de sua prática. Para a escuta do ser, cada um de nós necessita utilizar um estado expandido de consciência por meio do qual podemos intuir o significado e a tarefa de nossas vidas[8].

A partir de 2007, passei a oferecer também o serviço de yogaterapia.

Escrevo este livro para compartilhar com vocês a experiência de uma trajetória que se iniciou com o medo e encontrou na yoga o caminho que possibilitou transformá-lo em coragem para fazer as mudanças necessárias e atingir meus propósitos de vida.

Minha história demonstra que, apesar de ser imperfeita como todos os seres humanos, escolhi ser feliz e isso faz a diferença. As trajetórias em busca da felicidade formam uma malha cósmica favorável à transformação necessária em direção a uma vida plena em amor e verdade. Como escreveu João Guimarães Rosa, no clássico *Grande Sertão: Veredas*,[9] o que a vida quer da gente é coragem.

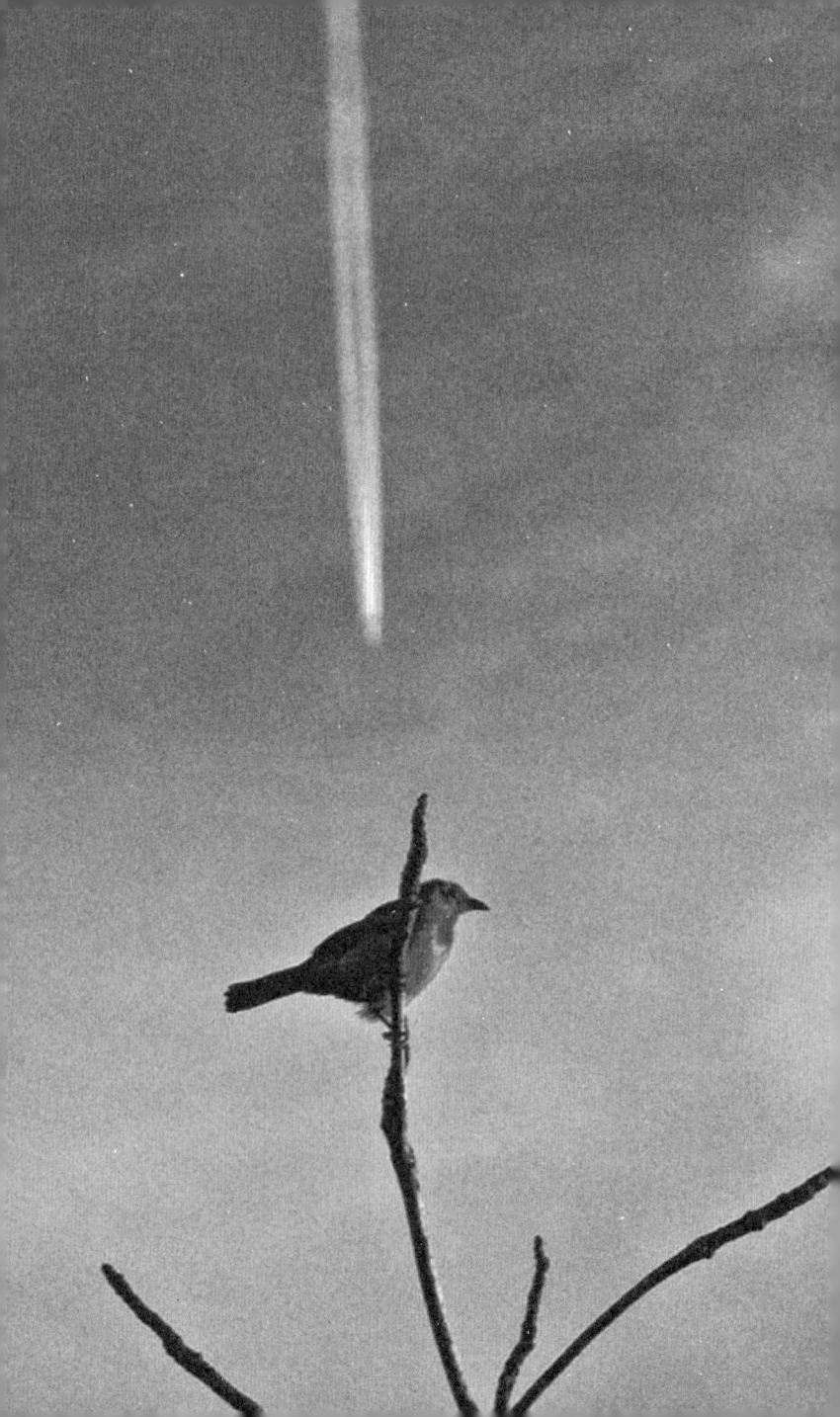

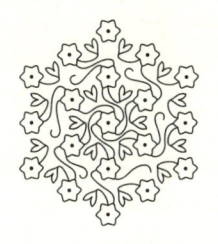

Viver a yoga

Definindo a pessoa que quero ser. Quem, exatamente, quero ser?

Quero ser uma pessoa com muita sabedoria e promover a paz para mim e para os que estão a minha volta, ou para quem se aproximar de mim.

Desejo ampliar o meu ser verdadeiro de maneira que eu possa encontrar equilíbrio e tranquilidade em todos os momentos da minha vida.

Estar sempre e plenamente no momento presente.

Ter coragem para vencer meus próprios desafios.

Obter, no meu trabalho, uma fonte de prazer.

Quero sentir plenamente o fluxo da energia proveniente da atividade que vou desempenhar. Ou seja, com amor e dedicação, doarei as minhas forças e a minha inteligência, e receberei por isso uma remuneração que me permitirá viver muito bem, gozando os prazeres materiais da vida, sempre com humildade e consciência.

Meus ideais pessoais, já sendo mãe, mulher, filha, irmã, amiga, tia, são buscar ser cada vez melhor e mais consciente, para sempre trilhar o meu plano divino e realizar-me plenamente no trabalho ou tarefa minha aqui nessa vida.

Entendo por plano divino da minha vida trabalhar diretamente com o ser humano, ajudando-o na busca do equilíbrio e harmonia.

Que possa ser recompensada pelo Universo, entrando no fluxo de dar e receber fluxo de energia universal.

Quem eu admiro? As pessoas que passam uma sensação de equilíbrio, de paz e de estar com os pés no chão. Pessoas corajosas, calmas, alegres, que enfrentam os desafios, não vivem se queixando da vida, e passam o testemunho de como enfrentá-la.[10]

Este texto faz parte de um trabalho de autoconhecimento, uma das atividades que escolhi para, com paciência e confiança, esperar a chegada do primeiro cliente de meu espaço terapêutico. Hoje, reconheço que estava traçando uma meta. O propósito era tão verdadeiro que, aos poucos, foi sendo alcançado.

Viver a yoga todos os dias tem sido a atitude mais importante. A prática das restrições e observâncias, os *yamas* e *nyamas* da yoga, fortalecem muito nesse sentido. Mas a decisão da mudança em busca da união de corpo, mente e espírito precisa vir do interior.

Para sustentar este padrão de comportamento e levá-lo para o dia a dia, mantenho a disciplina de hábitos saudáveis, como o de observar a respiração abdominal, entrado em contato com este grande milagre da existência, ao levantar, pela manhã, e ao deitar, à noite.

Coloco a mão sobre o abdômen e noto que, quando inspiro, a barriga se expande; quando expiro, se retrai. Repito algumas vezes até me perceber plena, calma. O contato profundo com esse processo primordial traz a confiança, o contentamento para saudar a chegada do dia ou da noite, certa de que a respiração é a ponte que une o corpo à mente.

Respirar é viver e dar qualidade à presença no aqui e agora. Fazer todos os dias os seis movimentos da coluna também passou a integrar minha rotina de hábitos saudáveis. Esses seis movimentos são simples e independem de se estar sentada ou de pé. Consiste em mover a coluna para frente e para trás, torcê-la para os dois lados e alongá-la lateralmente, levando o braço direito acima da cabeça em direção ao lado esquerdo e vice-versa.

Quando comecei a ficar consciente das transformações que vinham acontecendo em minha vida, senti que estava praticando: *Seja a mudança que você quer ver no mundo.* Esta frase está impressa em um adesivo e colada na janela da sala onde atendo os clientes de yogaterapia. Ao lado, na parede, pendurei uma mandala que inspira autoafirmação, presente de uma aluna.

Aliás, minha sala está cheia de símbolos do que vivencio e acredito, como reikiana, yogaterapeuta, praticante e professora de yoga. Em uma mesinha de canto, tenho pequenas imagens dos deuses indianos Ganesha e Shiva, assim como Buda; se ergo os olhos, vejo Jesus Cristo abraçando uma criança; se estendo a mão um pouco acima dessa imagem, posso pegar o *Japamala*, um rosário com 108 contas, tradicional do hinduísmo e do budismo.

Utilizo todos esses símbolos sagrados como meio de conexão com o divino. Eles fazem parte de muitas fontes espirituais, todas coerentes com o mesmo propósito. Moro na Bahia, estado brasileiro em que o sincretismo religioso permite, numa mesma casa, a convivência harmoniosa de fés de diferentes naturezas.

Tenho clientes homens e mulheres, de adolescentes a idosos, com trajetórias bem diversas, que enriquecem muito meu trabalho e – por que não dizer – meu caminho de autoconhecimento. No relacionamento interpessoal, as diferenças podem ser aceitas, respeitadas e transformadas em experiências que têm um propósito maior a ser alcançado.

Costumo sempre pedir para que reflitam sobre perguntas como estas: Você percebe a violência na forma como você escolhe viver? Você dirige dirigindo? Come comendo? Dorme dormindo? Como fala "sua" verdade? Como ouve a verdade do outro?

Encontre suas respostas e junte a elas a sabedoria da primeira das restrições, ou *yamas*, a não-violência (*ahimsa*). Perceba que praticar a não-violência é despertar a paz; a paz precisa estar presente em cada um, nas atitudes mais simples do cotidiano para, daí, se manifestar no mundo.

Sem esse tipo de reflexão, a yoga vira uma ginástica. Exercícios de corpo e respiração são feitos em qualquer academia. Há pessoas que não gostam da yoga, porque acham que é muito parada. A elas, digo que se permitam passar pela experiência para compreender um pouco mais dessa arte de viver.

Sou o corpo de prova da yoga. Aquilo que passo em minha vida é também aquilo que ensino. Quando dou aula, sempre entro depois que os alunos já estão em sala, observo os assuntos das conversas entre eles e promovo uma reflexão sobre aquele tema. É o momento que aproveito para trazer um pouco das disciplinas éticas (*yamas, nyamas*) e fazer uma reflexão para ser levada para a vida.

A mudança proporcionada pela yoga começa quando se torna possível entrar em contato com a sensação do corpo, observar pensamentos e perceber as emoções, buscando o bem-estar e o contentamento nos ambientes e situações. Uma de minhas primeiras alunas concede um depoimento muito válido sobre essa transformação:

> "A yoga me ensinou a respeitar-me mais; em contrapartida, acabei respeitando mais o próximo. Nossas ações e, principalmente, nossos pensamentos, passam a ter um peso diferente. Somos

responsáveis por nós mesmos. Ela me mostrou que devo pensar positivamente, seja qual for a situação (favorável ou não)."

Assim como muitos outros estudantes de yoga, essa aluna percebeu como a prática modifica a percepção de tudo o que ocorre a seu redor. A yoga permitiu-lhe também compreender a complexidade de deixar a mente centrada no momento presente. "É um grande exercício manter o pensamento no presente e verdadeiramente verificarmos o que estamos fazendo para atingir nossos anseios", diz ela.

É por isso mesmo que, na yoga, a disciplina e a constância são muito importantes. A velocidade da obtenção de resultados vai depender da regularidade, da intensidade da prática e do estado de cada indivíduo. Tenho alunos, por exemplo, que passam meses com tensões na hora do *savásana*, a postura de relaxamento final, enquanto outros logo atingem um estado de profunda descontração.

O relaxamento é, antes de tudo, um exercício de entrega. A intenção é liberar as tensões do corpo, concentrando-se na respiração para diminuir o "barulho" da mente, o barulho proveniente das ansiedades, medos, julgamentos, ou qualquer outro pensamento que deixe o corpo pronto para reagir.

O relaxamento é a hora de experimentar o não fazer. Parar mente e corpo.

Tente você mesmo; o primeiro passo está na respiração consciente: inspirar e expirar. Ocupar seu lugar no aqui e agora, para tornar possível a prática. Deite de costas para o chão e acomode seu corpo deixando as pernas levemente separadas, os braços ao longo do corpo, com as palmas das mãos ligeiramente viradas para cima.

Entre em contato com o propósito deste momento – entregar. Você vai conduzir esta intenção para cada parte de seu corpo, iniciando pelos pés. Sinta-se presente nos pés, respirando a sensação de seus pés agora. Procure perceber o bem-estar nesta parte de seu corpo e deixe esta sensação se impregnar. E, assim, continue respirando, repetindo este procedimento pelos tornozelos, passando pelas pernas, joelhos, coxas, pélvis e baixo-ventre.

Dê uma paradinha, se dê conta do corpo. Veja como a entrega está ficando cada vez mais prazerosa. Você está, aqui e agora, com a mente mergulhada no vazio. Continue, agora com a atenção em seu tronco, respirando, percebendo suas costas, cada músculo das costas, a coluna. Percorra sua coluna, sempre se dando conta da sensação. Respire, vá chegando em seu peito, afrouxe, relaxe.

Aceite como você está agora. Resistir é aumentar ou criar tensões. O propósito é entregar. Prossiga, envolvendo seus ombros, os braços, mãos e dedos. Continue relaxando, mergulhando nessa sensação. Inclua o pescoço, a nuca, toda a sua cabeça, o couro cabeludo, a testa, os olhos, a face, a boca.

Com sua mente em silêncio e seu corpo entregue, ouça seu coração batendo calmamente. Perceba a tranquilidade da respiração. Mais uma vez, deixe-se impregnar pela sensação que você vivencia agora, com o propósito de levá-la para a vida.

Agora, vá respirando mais profundamente e comece a despertar. Faça isto bem devagar, para não perder o padrão do relaxamento. Vire para um lado, acolha o corpo na postura do feto e depois espreguice, movendo o corpo lentamente, até que possa se sentar, de preferência com os olhos fechados, para ficar no exercício da meditação passiva, sentado, coluna ereta, ombros relaxando, maxilares e períneos soltos. Por um tempo, permaneça no lugar do observador, que se concentra na respiração, sem julgar nem analisar.

Perceba a diferença de estado de sua mente e de seu corpo antes e depois do *savásana*. Está mais relaxado agora? Você se permitiu a entrega ao

relaxamento | savásana

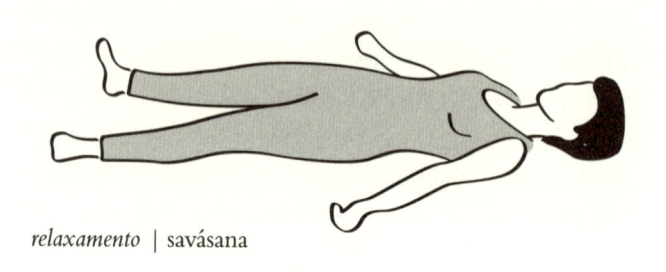

exercício? Em sala de aula, relembro várias vezes aos alunos, durante a postura:

–Vamos relaxar, deixar o corpo solto?

Nem todos conseguem inicialmente, mas, com a prática, chegará o dia em que se livram, por alguns instantes, de toda a tensão.

Relaxar é trazer para o corpo o silêncio da mente. É um momento de parada, de descanso, de revitalização do corpo físico. À medida que se pratica essa escuta do silêncio interior, torna-se mais natural incorporar essa conduta como algo positivo no dia a dia. Saber relaxar e conseguir deixar a vida fluir é uma grande sabedoria.

Viver a yoga não é entregar a vida, de braços cruzados, ao fluxo dos acontecimentos: é agir com a tranquilidade de quem aprende a parar, a entrar em contato com a respiração e, verdadeiramente, ocupar um lugar no aqui e agora. Este é o passo que permite a escolha consciente que, uma vez feita, passa a ser aceita como a melhor possível num dado momento. Logo, o coração se acalma, gerando paz. É a yoga sendo vivenciada como a união plena com o fluxo do universo.

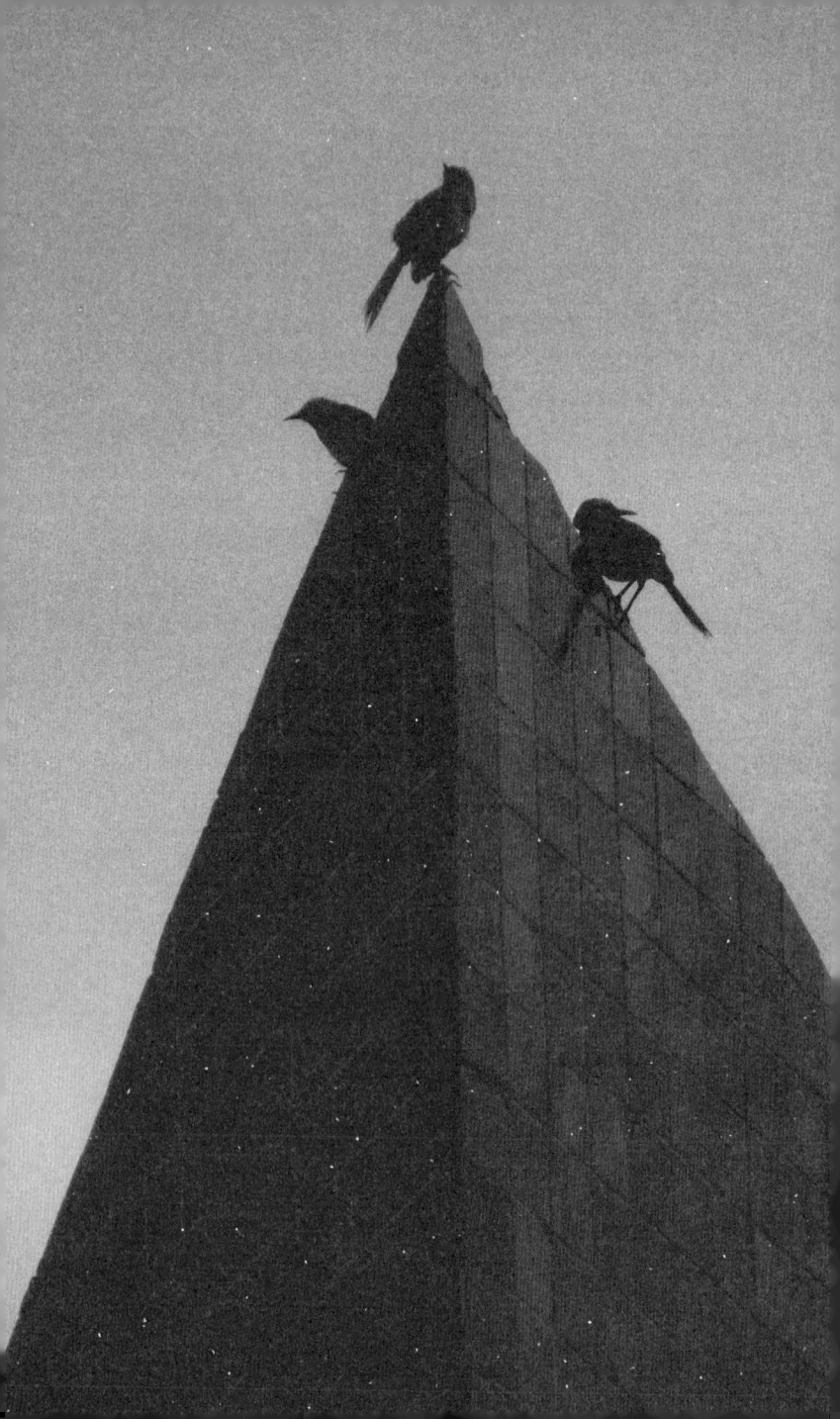

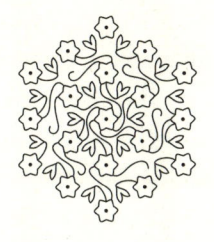

Lidar com o medo

Lembro perfeitamente de que, com dez, onze anos de idade, em alguns momentos, eu recorria a minha mãe:

— Não estou conseguindo respirar. Eu quero e não posso!

— Minha filha — dizia ela —, você está nervosa! Acalme-se e você vai ver, vai melhorar.

A sensação muito se assemelhava com a que vivenciei anos depois, ao me deparar com o pânico. Passei por algumas crises, mas consigo falar disso naturalmente, porque aceitei e compreendi a importância de minhas experiências; por causa delas, aprendi a lidar com o medo.

A yogaterapia foi fundamental. Com ela, desenvolvi a autoconfiança. Também participei, com disciplina e determinação, por quinze anos, de um grupo de crescimento pessoal, no qual, semanalmente, compartilhávamos experiências, estudávamos, fazíamos meditações, nos fortalecíamos. Depois, na escola da Dinâmica Energética do Psiquismo (DEP), consolidei o aprendizado de sustentar meu lugar e poder encontrar a coragem para reconhecer e acolher todos os passos que pude dar para chegar até aqui.

A respiração *yogui* é que deu início à transformação. Em sânscrito, ela se chama *pranayama* (*prana* significa energia vital e *ayama*, pausa, retenção). *Pranayama* consiste em controlar a respiração, isto é, dar um ritmo à entrada e saída de ar. Um exemplo é a chamada "respiração quadrada", um ciclo formado por inspirar, reter o ar, expirar e ficar sem ar. Cada etapa deve durar quatro tempos, isto é, o praticante deve contar, mentalmente, um, dois, três, quatro.

A filosofia dos vedas, que fundamenta a yoga, diz que não existe vida na Terra sem respiração. Diz ainda que, controlado por nossa vontade, o ritmo respiratório pode ser acelerado, retardado, parado e recomeçado em qualquer instante. Dessa forma, obtemos autocontrole, autoconfiança e uma postura de autossuficiência diante de nossos medos, inseguranças, preocupações.

A respiração *yogui* se faz pelo nariz, tanto na inspiração quanto na expiração. É aconselhado iniciar pela expiração, com o propósito de esvaziar o corpo das tensões, medos, preocupações, para preenchê-lo, inspirando, de saúde, paz, felicidade e tudo que possa libertar o espírito do medo.

Pela respiração, fazemos circular o *prana* – a energia vital, que serve de veículo à consciência que temos do corpo. O *prana*, como a eletricidade, polariza-se, pode ser acumulado, transformado e conduzido. As posturas e as respirações da yoga atuam sobre a circulação do *prana* pelo organismo.

O corpo capta essa energia quando inspiramos e, assim, carrega suas baterias, os *chakras*, que são centros acumuladores e transformadores de energia distribuídos ao longo do corpo. Ao expirar, o *prana* circula pelos *nadis*, as finas canaletas que partem do centro dos *chakras* e se expandem até a periferia do corpo.

O corpo, assim como a Terra, possui dois polos: o positivo, localizado na parte superior do crânio, e o negativo, situado no cóccix. Entre ambos circula uma corrente de frequência extremamente alta e de curtíssimo comprimento de onda. Funciona dessa forma: a corrente positiva penetra na inspiração pela narina direita, o ponto terminal do *nadi pingala*. Essa corrente dinamiza e alimenta os *chakras* e depois sai, por meio da expiração, pela narina esquerda, na qual termina o *nadi ida*. A corrente negativa faz exatamente o oposto: entra pela narina esquerda e sai pela direita.

Ambos os *nadis*, que começam em cada narina, vão se fundir no *chakra* raiz, localizado na base da coluna vertebral, sede da *Kundalini*, uma energia muito potente. Partindo do *chakra* raiz, os dois *nadis* se cruzam quatro vezes sobre o terceiro *nadi*, o central e o mais importante, chamado *sushumna*, que tem como correspondente anatômico a medula espinhal, dentro do canal raquidiano, que costumamos chamar de canal de luz.

Nesse processo de inspirar e expirar, é importante perceber o movimento do diafragma, músculo localizado no abdômen, abaixo dos pulmões. Na inspiração, o diafragma expande, e a barriga cresce: na expiração, ele se retrai, e a barriga murcha. Poucos adultos conseguem tirar proveito desse "músculo espiritual" porque a mobilidade do diafragma sofre influência adversa do sistema nervoso, em decorrência do *stress*, do medo e de outras emoções negativas.

A respiração *yogui* permite ancorar, isto é, confiar na sustentação do próprio corpo. É um comportamento assumido para controlar o pânico e encontrar calma e coragem. Para isso, é necessário também o fortalecimento da base, que é a ligação com a terra, o enraizamento.

Uma prática muito eficiente para fortalecer a base é sentar-se encostado em uma parede, com as pernas dobradas, os pés inteiramente no chão e os joelhos apontando para cima. Deve-se soltar o maxilar, o períneo, liberar as tensões dos ombros e respirar naturalmente pelo nariz. Os braços devem estar confortáveis, com os cotovelos sobre os joelhos e as mãos relaxadas.

A coluna vertebral é nosso eixo de sustentação da vida. Nessa posição, entre em contato com o *chakra*-raiz, localizado na base da coluna, e visualize nele uma flor-de-lótus com a copa virada para baixo, ancorando você na terra. Cada *chakra* é associado a uma vibração sonora, ou *bija mantra*, capaz de ativá-lo. Nesse caso, o *bija mantra* a ser dito ou pensado repetidamente, na expiração, é a sílaba "Lam". Visualize os pés, as pernas, a base da coluna, como se fossem de cor vermelha. O tempo de permanência nessa prática depende do limite de cada um.

A respiração é a ponte entre a mente e o corpo. Quando corpo e mente se unem, a felicidade acontece. Estar consciente dessa união é também não permitir que sofrimentos se acumulem por trás de máscaras que vamos colocando para escondê-los e, de repente, quando nos damos conta, já estamos perdidos de nós mesmos – e, pior, sem coragem para nos encontrar.

O pânico não tem cura, mas é possível reconhecê-lo e controlá-lo. É como se fosse uma cicatriz. Não some. Mas pode-se aprender a lidar com ele, aceitando-o. Quando negamos ou nos culpamos, só fazemos prolongar o sofrimento. Para lidar com o pânico, é preciso ter coragem.

Existem posturas simples, que favorecem entrar em contato com a sensação de acolhimento e confiança e geram coragem. Uma delas é deitar-se por algum tempo na postura do feto e prestar atenção no próprio coração, no ato de respirar.

A segurança vai sendo alcançada quando acompanhamos o abdômen expandindo (inspiração) e retraindo (expiração), harmonizando-se com a Terra, que também faz o mesmo movimento. A sensação é fortalecida, quando nos imaginamos dentro do útero da Mãe Terra. Não estamos mais sós, e nos descobrimos, a nós mesmos, com nossa melhor companhia. Com esse tipo de exercício, nasce a coragem que nos permite libertar-nos do medo e sentir, em cada passo, a força da vida que nos sustenta.

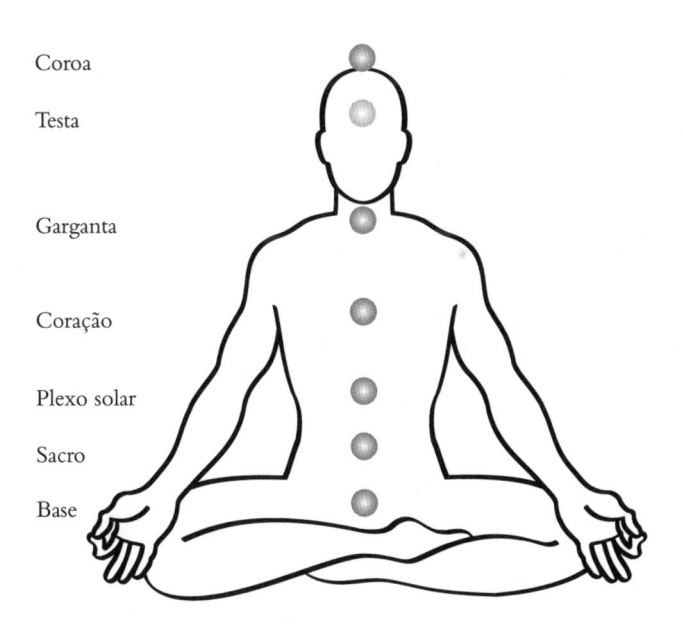

Coroa

Testa

Garganta

Coração

Plexo solar

Sacro

Base

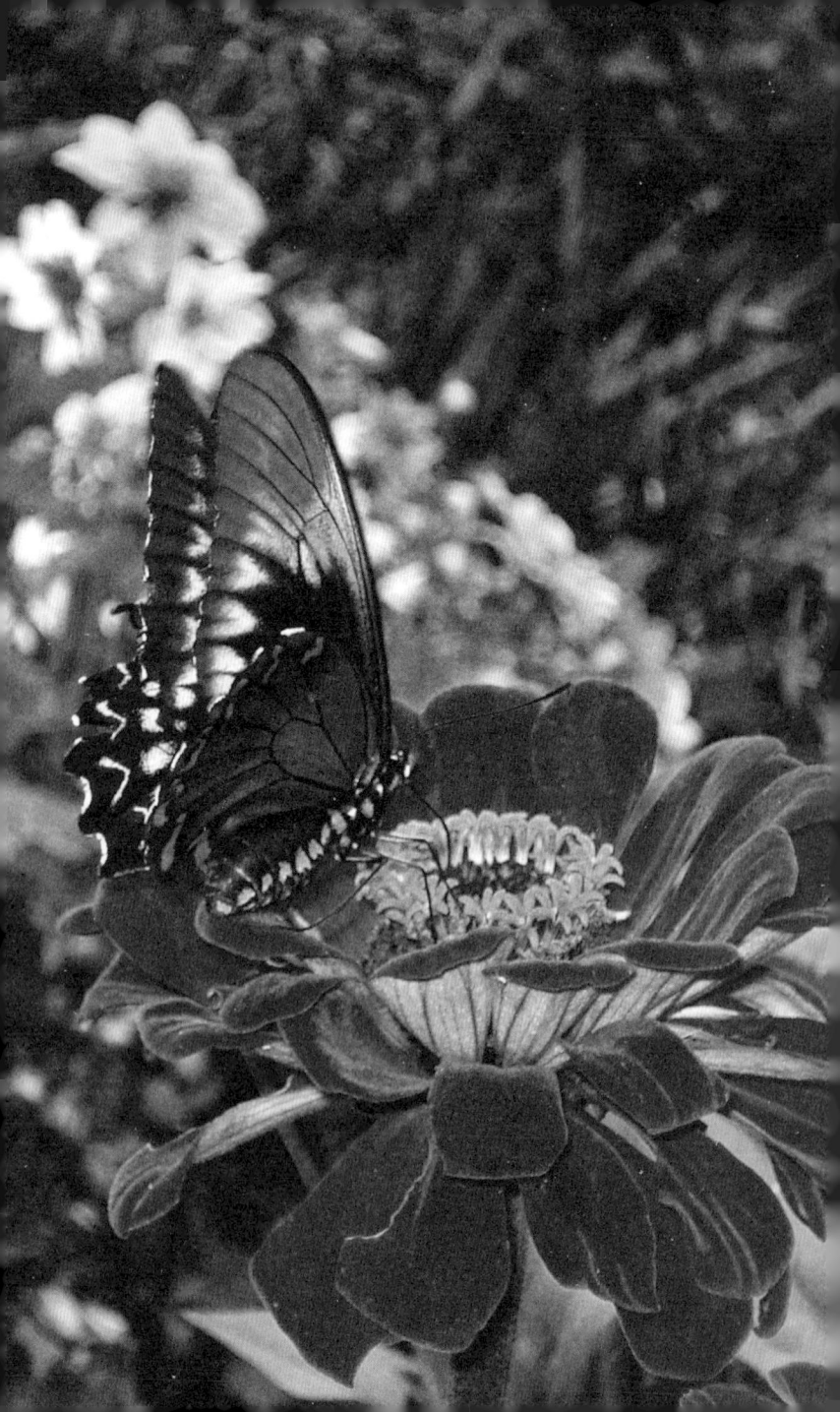

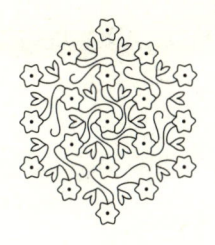

Mantras e meditação

A meditação promove a escuta de nosso silêncio interior, outro ponto importante para acalmar inquietações, lidar com o medo e controlar a ansiedade. A mente revoltosa é como o mar revolto: água misturada com areia, em turbilhão. Com a meditação, é como se o mar se acalmasse. A areia assenta no fundo; a água fica límpida e pode-se ver com clareza através dela.

Essa é uma atividade absolutamente natural e prazerosa. Praticada com regularidade, interfere positivamente na saúde humana. Estudos cuidadosos vêm concluindo que *yoguins* em meditação diminuem a frequência respiratória e reduzem o consumo de oxigênio e a produção de dióxido de carbono, promovendo alterações fisiológicas e neuroquímicas que conduzem à serenidade, à autossuficiência e à sensação de paz.

Aprender a meditar não é difícil. Em primeiro lugar, você deve escolher um local em que possa permanecer por algum tempo sozinho, em silêncio profundo, praticando o "nada fazer", contemplando pacificamente os pensamentos vagantes.

De preferência, sente-se suavemente, com a coluna ereta, a cabeça no prolongamento da coluna, consciente de cada inspiração e expiração. Sinta o corpo equilibrado e identifique possíveis zonas de rigidez, tensões, pontos doloridos que impedem a manutenção da postura relaxada. Fazer alguns movimentos que o corpo naturalmente vai solicitando, é de grande ajuda para o início da prática.

O retorno para o estado normal da mente deve ser cuidadoso, lento, para que o padrão de bem-estar alcançado possa revitalizar a saúde física, mental, emocional, espiritual. Trazer para o cotidiano a sabedoria de estar pleno, com a mente alerta, fazendo uma coisa de cada vez, é o propósito máximo da meditação.

A concentração é um passo importante para isso. Focada em algo, sem dispersar-se em pensamentos, a mente vai se aquietando e o estado de meditação acontece. Existem métodos que facilitam a concentração, como observar um objeto longamente, sem julgá-lo nem analisá-lo. Pode ser a chama de uma vela, uma imagem, uma flor, um ponto na parede. O importante é apenas olhar, com a visão focada no objeto, sem se ater a nenhum pensamento.

Outro método de concentração é repetir um *mantra* mentalmente ou em voz alta. Os *mantras* são sílabas, palavras ou frases que, quando pensados, ditos ou cantados de forma repetitiva, elevam a mente ao estado desejado na meditação. Eles funcionam literalmente como "alavanca da mente" (em sânscrito, *man* significa mente e *tra*, alavanca).

Um mantra indiano muito conhecido é *Lokah Samastha Sukhino Bhavanthu*. Ele pode ser assim traduzido: "Que todos os seres do mundo sejam felizes." Pode-se cantá-lo em versão mais moderna: *Samastha Lokah Sukhino Bhavanthu*, que significa "Que todos os mundos sejam felizes". Quando digo que todos os mundos sejam felizes, quero dizer que o mundo é cada um de nós, e desejo a cada um de nós que consiga ser feliz.

Aprendi essa frase ancestral ao estudar a filosofia de Sathya Sai Baba, um mestre indiano contemporâneo que se tornou uma fonte de força espiritual para mim. Ele despertou minha ligação profunda para o serviço de estar ao lado do outro e poder ajudá-lo. Nesse momento, peço discernimento e sabedoria para ser um canal da energia do amor.

Também gosto muito de praticar o mantra "entrego, confio, aceito e agradeço". Acredito que, se todos pensassem mais na força dessas quatro palavras, não haveria tanta ansiedade, medo, frustração e ingratidão no mundo. As pessoas seriam mais felizes. Tenho visto muitas manifestações de como essa pequena frase pode interferir positivamente na vida de quem a usa.

A fé é muito mais do que uma crença. É um catalisador de nosso potencial. Penso no mantra "entrego, confio, aceito e agradeço", assim como nos outros mantras e orações de modo geral, como um exercício de entrar em uma vibração de amor, de tolerância e de contentamento. É também um exercício de humildade e de busca de elevação espiritual.

Começo todas as aulas de yoga e até algumas sessões de yogaterapia vibrando o mantra Om, que é a "palavra sagrada" a "sílaba mística" da cultura védica da Índia. O Om é a essência de todos os mantras.

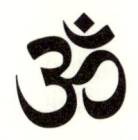

Símbolo do Om

Na prática, a vibração das letras A, U e M, em que A representa a criação; U, preservação; e M, transformação ou destruição (a trindade do hinduísmo, Brahma, Vishnu e Shiva). Ele contém o movimento da vida; tudo na vida tem esse ciclo: começa, é vivenciado e morre ou é transformado – o dia, a gestação, o trabalho.

Experimente. Tente dizer em voz alta, nem que seja sussurrante: Om ou Aum, alongando bem as vogais, depois um pouco menos a letra M. Sustente; repita algumas vezes.

E agora? Sente-se mais protegido, confiante e consciente de que, através de seu corpo, a energia cósmica se ancora na terra? Acessar essa consciência é entrar em contato com seu mestre interior e com a dança cósmica que rege o universo, essa dinâmica que fornece a ordem invisível ao caos aparente. Vibrar este mantra é conectar o Eu ao UNO; é estar unificado na ordem cósmica.

Em sânscrito, o significado de Om é *rakshati*, "aquilo que protege, sustenta". As três curvas do símbolo Om representam os planos físico, mental e espiritual, e o ponto sobre o círculo incompleto do infinito representa a Verdade que domina os três planos. Quando vibrado em voz alta, fortalece as energias do plano físico; quando vibrado internamente, eleva o plano astral (ou espiritual); quando vibrado apenas mentalmente, concentra energias no plano mental.

Passei por uma experiência muito gratificante, quando uma cliente que recebeu *reiki* durante a gravidez trouxe o filho ainda pequeno em uma das sessões de terapia. Ele ficou pulando de um lado para o outro da sala, enquanto conversávamos. Depois, sentamos no chão, ficamos uma de frente para a outra e ele, ao lado, continuava brincando. Coloquei para tocar o CD O *Som Eterno*, com o mantra Om. Nós silenciamos e começamos a ouvir e vibrar, apenas mentalmente, acompanhando a gravação. A criança parou de brincar; aproximou-se de nós, se sentou no colchão e, em seguida, deitou e se enrolou toda na postura do feto. Já no final da vibração, buscou o colo da mãe, como símbolo da consciência plena da sustentação divina que o mantra Om expressa, e dormiu.

Encerro todas as aulas de yoga e sessões de yogaterapia, repetindo (em português) mantras que podem reverberar por muito tempo em nossas vidas após serem pronunciados, se forem ditos com o coração aberto e a mente atenta a seu significado profundo.

Um deles é o *Samastas Loka Sukhino Bhavantu*, que significa "Que todos os mundos sejam felizes", como já vimos. Outro muito importante é o cumprimento *Namastê*, que significa "O Deus em mim saúda o Deus em você". Gosto também de encerrar as aulas com este outro mantra, que trata da transformação positiva proporcionada pela yoga:

OM ASATO MA SAD GAMAYA
Do irreal para o real

TAMASO MA JYOTIR GAMAYA
Das trevas para a luz

MRITYOR MA AMRITAM GAMAYA
Da morte para a imortalidade

OM SHANTI SHANTI SHANTI OM.
Paz. Paz. Paz.

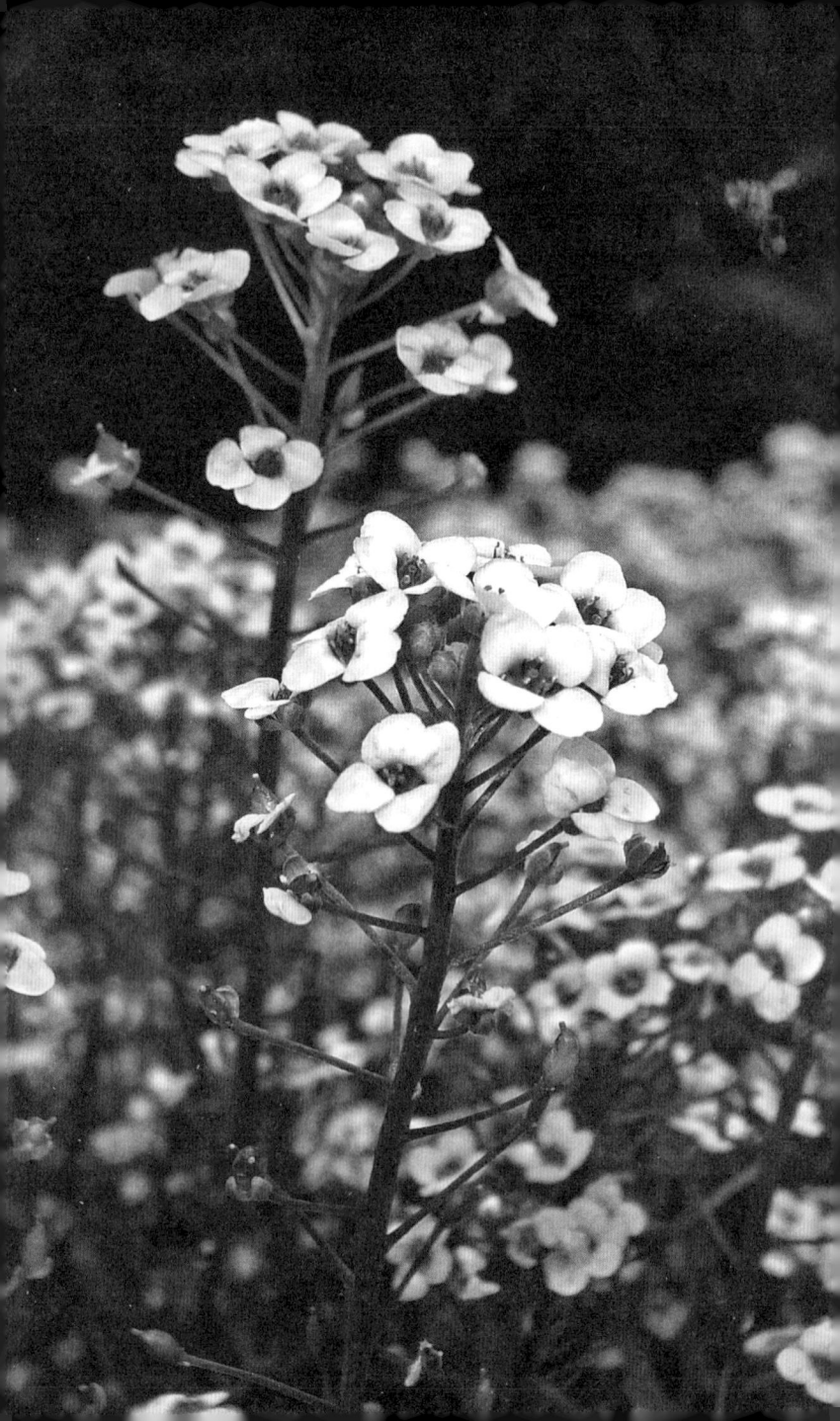

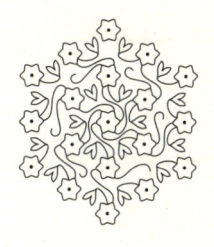

Para pensar

Você já sentiu o prazer de estar em sua casa? Às vezes, passo uma sessão de yogaterapia fazendo o cliente passear, por meio da imaginação, pela própria casa. Muitas vezes, depois de uma hora, ele não consegue descrever um único lugar em que se sente bem. As casas se tornam cenários impessoais, nos quais o morador vira uma visita. É muito importante tê-la como lugar agradável, no qual se possa parar e descansar, compartilhar o acolhimento, o conforto de um lar. Decoração luxuosa, com muito espaço, não quer dizer que seja aconchegante. A casa precisa ser do morador, ter a presença dele nos detalhes. Essa simplicidade faz a diferença. Até mesmo a desarrumação pode ser harmoniosa nesse sentido.

O que você reconhece como serviço seu para o mundo? Quando pensar no trabalho, experimente se perguntar: Qual a atividade que, ao exercer, vai me fazer sentir feliz? É costume primeiro pensar em ganhar dinheiro, esquecendo que a verdadeira riqueza é trabalhar por amor ao que se faz e ganhar bem pelo serviço prestado.

Por que notícias ruins se tornam logo conhecidas? Porque as pessoas sentem necessidade de alimentar o "corpo de dor"? Se não cuidarmos, uma tragédia leva a outra, e o ciclo de horror vai sendo mantido. Não devemos nos alimentar do sofrimento, nem comparar nossas condições ruins com outras ainda mais miseráveis. A sabedoria está em elevar o padrão de vibração do campo, observando a colocação das palavras e, principalmente, a atitude significativa de ficar em silêncio.

༄ ༄

O excesso de luz cega a vista.
O excesso de som ensurdece o ouvido.
Condimentos em demasia estragam o gosto.
O ímpeto das paixões perturba o coração.
A cobiça do impossível destrói a ética.

*Por isto, o sábio em sua alma
Determina a medida para cada coisa.
Todas as coisas visíveis lhe são apenas
Setas que apontam para o Invisível.*[12]

ა ა

Chamou minha atenção a história de uma pessoa que trabalhava muito e tinha ótima condição financeira. Começou com uma preocupante queda de cabelos: depois de consultar vários médicos sem obter um diagnóstico, buscou ajuda da terapia. Foi então que se lembrou da pergunta que seu filho fizera, com menos de dez anos de idade:

– Meu pai, para que você comprou esse *home theater* que você queria tanto, se nem tem tempo de assistir?

Nasceu, neste instante, a consciência da necessidade de mudar, começando com a reflexão: para que trabalhar tanto, ter cada vez mais, se não usufruirmos dos prazeres que os bens materiais nos proporcionam?

Era uma vez um jovem chamado Srona, de delicada saúde, e que nascera numa rica família. Como, seriamente, ansiasse em obter a iluminação, buscou tornar-se um discípulo de Buda. Com este propósito, dedicou-se e se esforçou tanto a procurá-lo que seus pés chegaram a sangrar.

Ao encontrar-se com o Bem-aventurado, Buda dele se compadeceu e lhe disse:

– Srona, meu jovem, você já estudou harpa? Pois, então, deve saber que a harpa não produz música, se suas cordas estiverem esticadas demais ou frouxas demais. Ela produzirá música, quando as cordas estiverem corretamente estiradas.

O treinamento para a iluminação é exatamente como o ajuste das cordas da harpa. Você não pode alcançar a iluminação se deixar as cordas de sua mente estiradas ou frouxas demais. Deve estar sempre atento e agir sabiamente.

Tirando grande proveito dessas palavras, Srona alcançou aquilo que procurava.[13]

☙ ☙

Quem trata a doença é o médico. Quem cuida da saúde é o ser. A saúde não pode ser transferida a um médico: é você quem a cultiva, com pensamentos, palavras e ações. Por isso, praticar a meditação é um hábito tão saudável. Através dela aprendemos a focalizar o presente, assumindo a autoria de nossos atos, consciente de nossa humanidade, percebendo quando é necessário mudar em benefício próprio.

Certo dia, parei diante de uma foto de Jesus de braços abertos, acolhendo uma criança. Levei o quadro para minha sala de atendimento. Fiquei sensivelmente tocada pela imagem e busquei compreender. Encontrei na cruz um símbolo de amor, que tem a linha vertical representando o canal da Vida, responsável por conduzir a energia descendente, céu-terra, e ascendente, terra-céu. As duas energias se encontram no coração; nesse ponto ocorre a transformação, para gerar o amor, que é a razão primordial da experiência. O homem abriu e liberou os braços, representados pela linha horizontal, para manifestar este amor, através do que constrói com as mãos. A grande sabedoria está em manter a ligação vertical, a Verdade em cada um de nós, e se entregar ao fluxo, confiando na linha horizontal que une os corações dos homens.

෴ ෴

A Vida é a corrente horizontal que expressa a presença vertical do Ser. O Ser é o imanifesto, essência da qual a Vida é aparência manifesta.[14]

Há muita dificuldade das pessoas em encarar o outro de frente, olhos nos olhos. É através dos olhos que se enxerga a alma e se abre o canal de comunicação do coração, possibilitando à vida fluir com leveza e plenitude.

༺ ༻

Três joias aprecio e preservo:
A primeira chama-se misericórdia;
A segunda chama-se moderação;
A terceira chama-se não buscar o poder.
Antes a misericórdia, depois coragem;
Antes moderação, depois generosidade.
Antes não buscar o poder, depois liderar homens de talento
(trecho do aforismo 67)[15].

༺ ༻

Ao contrário do que normalmente se pensa, falo, por experiência própria, que o casamento entre pessoas diferentes é um exercício extremamente enriquecedor de amor incondicional. Meu marido e eu somos o exemplo disso. Aprendemos o exercício da paciência e também a ceder, abrindo mão de ter sempre razão, para preservar a paz do momento. Assim, nos complementamos.

ღ ღ

O amor só pode ser encontrado na ação que é o relacionamento [...] O relacionamento é o espelho no qual descobrimos nós mesmos.[16]

ღ ღ

Existem máscaras necessárias para nos defendermos na vida social. Mas existem muitas outras que usamos como fuga. Estas podem nos aprisionar. Precisamos estar sempre conscientes de nossa verdade, e buscar um modo sábio de alcançá-la. Quando me separei, procurei uma maneira amorosa de dizer a verdade a minhas filhas, que tinham cinco e dez anos de idade. Levei-as para diante do mar e conversei com elas da forma como poderiam compreender naquele momento. Aprendi uma lição: dizer a verdade com amor, por mais difícil que seja, sempre traz resultados melhores do que usar máscaras para escondê-la.

❧ ❧

Saber se inclinar para melhor se endireitar; saber se inclinar para permanecer de pé. Vencer o duro e o sólido, ser flexível e terno como uma água-viva... A rigidez leva à morte; a maleabilidade é o caminho da Vida! [17]

❧ ❧

A vida é um *continuum* de acontecimentos, formando uma malha de experiências interligadas. Começamos a envelhecer quando nascemos e construímos hoje o dia de amanhã.

❧ ❧

O passado não tem força para nos impedir de viver no estado de presença agora. Apenas o rancor em relação ao passado pode fazer isso. E o que é o rancor? A bagagem de velhos pensamentos e antigas emoções. [18]

Minha vida sempre foi muito plena em ensinamentos. Quando adolescente, usei aparelho nos dentes. Meu ortodontista conversava muito comigo. Aparelho era algo complicado e eu ficava horas com ele, toda semana. Era um profissional que trabalhava com um amor impressionante, algo que nunca esqueci. Na época, a esposa dele ficou doente e precisou fazer um tratamento em São Paulo. Perguntei por que não ia ficar com ela. Ele respondeu que tinha de trabalhar para mantê-la e que só o trabalho o fazia sobreviver àquela situação.

ೞ ೞ

A vida pode ser maravilhosa, se você não a temer.[19]

Compreender a impermanência é estar consciente de que cada passo da trajetória é um fim e um princípio. Tudo é dinâmico, por isso deve estar sendo constantemente entregue ao fluxo dos acontecimentos. Até mesmo uma grande conquista não deve ser tomada como uma aquisição permanente, sob pena de murchar, como ocorre com qualquer ser vivo aprisionado. Aí reside o princípio da transformação, no qual o sinal vem da coragem para acompanhar a mudança, despedir-se da segurança do que já foi conquistado, e se deixar atrair pela busca de um futuro em que o novo precisa ser testado.

✧ ✧

Cada vez que defende uma idéia, age no sentido de melhorar a sorte alheia ou luta contra a injustiça, a pessoa põe em movimento uma pequenina onda de esperança; e, cruzando o caminho umas das outras, advindas de um milhão de centros diferentes de energia e de ousadia, essas ondas formam uma corrente que pode arrebatar as mais fortes muralhas de opressão e de resistência.
Robert F. Kennedy[20]

Conta a lenda que, certa vez, estavam duas crianças patinando em cima de um lago congelado. Era uma tarde nublada e fria e as crianças brincavam sem preocupação. De repente, o gelo se quebrou e uma das crianças caiu na água. A outra criança, vendo que seu amiguinho se afogava debaixo do gelo, pegou uma pedra e começou a golpear com todas as suas forças, conseguindo quebrá-lo e salvar seu amigo. Quando os bombeiros chegaram e viram o que havia acontecido, perguntaram ao menino:

– Como você fez isto? É impossível que tenha quebrado o gelo com essa pedra e suas mãos tão pequenas.

Nesse instante apareceu um ancião e disse:
– Eu sei como ele conseguiu.
Todos perguntaram:
– Como?
O ancião respondeu:
– Não havia ninguém a seu redor para lhe dizer que não poderia fazer.
Autor desconhecido.

ೞ ೞ

Os espaços entre os pensamentos são chamados de "espaços sagrados" e é desse "vazio" entre um pensamento e outro que a maioria das curas espirituais se originam. A meditação é a prática para ampliar esse espaço de silêncio e viver com plenitude. Nunca mais fiz uma refeição do mesmo jeito, desde que conheci, no livro *Para Viver em Paz: O Milagre da Mente Alerta*, do monge budista Thich Nhat Hanh[21], a "meditação da tangerina". Consiste em prestar atenção a todos os atos envolvidos em comer uma tangerina: sentir o cheiro, testar a consistência da casca, livrar os gomos dos fios brancos que os envolvem, ingerir, retirar as sementes, saborear. Essa meditação me despertou para a importância da qualidade da presença na hora da alimentação; de preservar a calma e a tranquilidade que traga prazer e bem-estar ao momento, numa atitude de respeito ao próprio corpo, ao alimento e às pessoas que estão conosco dividindo a mesa. Com o mesmo autor, também tomei conhecimento de que caminhar devagar, dando passos curtos, em completa descontração, presente em cada passo, é uma forma de meditar. Descobri na simplicidade desta prática uma "milagrosa" fonte de alegria e paz.

సా సా

A Repressão dos Desejos

As cinco cores cegam os olhos humanos.

As cinco notas ensurdecem os ouvidos.

Os cinco gostos injuriam o paladar.

As corridas e as caçadas desencadeiam no coração paixões furiosas e selvagens.

Os bens de difícil obtenção causam ferimentos diante de perigosos obstáculos.

Por esse motivo o sábio ocupa-se do interior e não da exterioridade dos sentidos.

Ele rejeita o superficial e prefere mergulhar no profundo.[22]

Cada vez mais o espírito de competição marca as relações sociais. Isso só leva à frustração. A autoconfiança só é adquirida com a superação dos próprios desafios; é a consciência dos limites que transmite a firmeza e a capacidade para se aproximar do outro sem sufocá-lo ou desrespeitá-lo.

༄ ༄

Por trás de toda autoimagem positiva há o medo de não ser bom o bastante. Por trás de toda autoimagem negativa está o desejo de ser maior ou melhor do que os outros.[23]

༄ ༄

Quando estamos cientes das possibilidades de desenvolvermos liberdade interior, podemos começar a nos abrir para o prazer, a saúde e a satisfação que estão por toda a nossa volta. Conhecer-nos melhor possibilita um discernimento mais profundo, uma compreensão mais ampla e uma sensação de paz. Ficamos mais saudáveis de corpo e mente e nosso trabalho, família e relacionamentos passam a ter mais significado.[24]

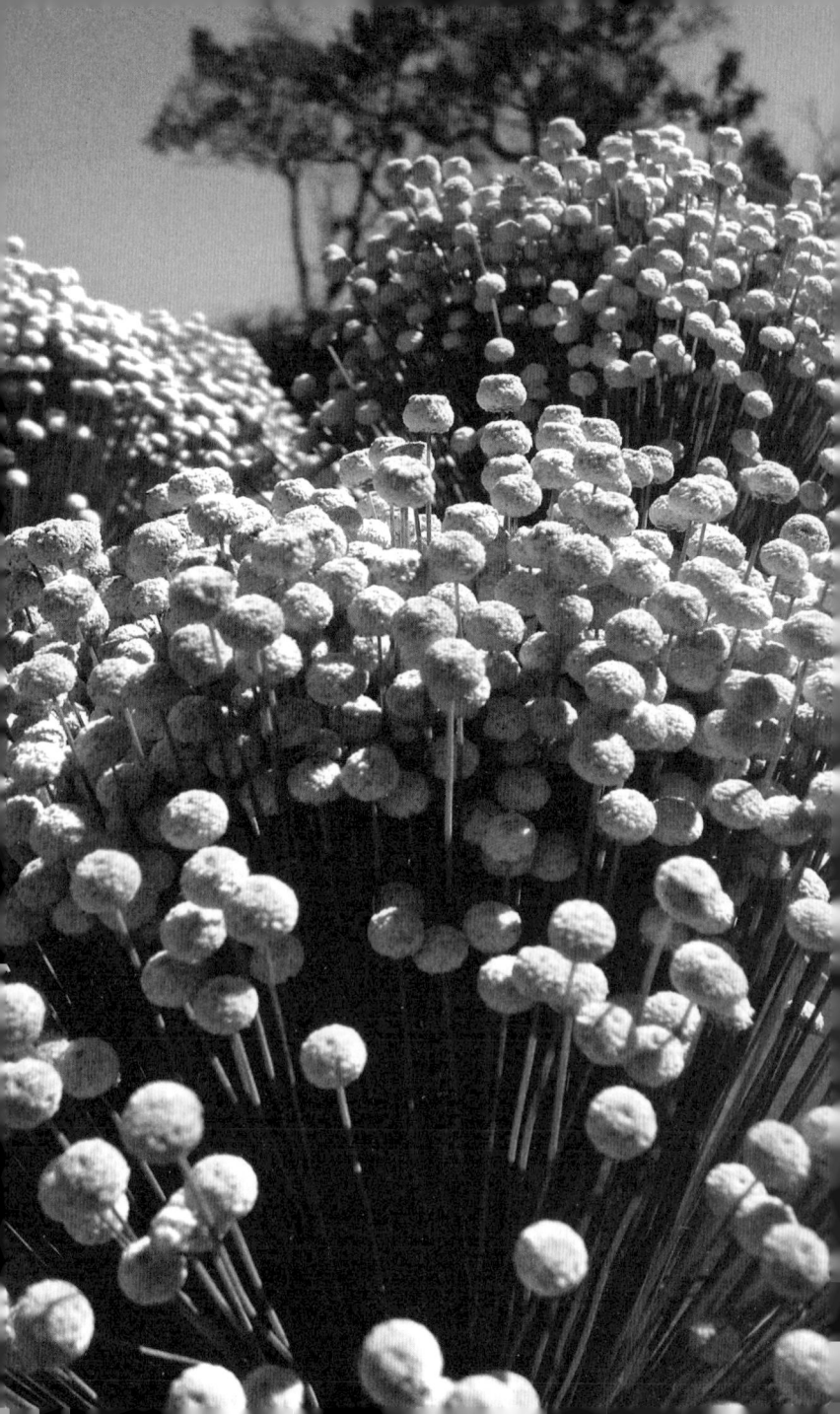

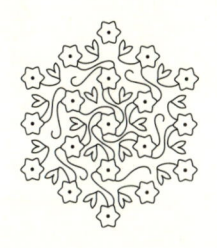

Para saber mais

Recomendarei a seguir algumas leituras complementares. São livros que marcaram minha trajetória de algum modo. Com certeza, existem muitas outras publicações úteis para quem está interessado em uma vida mais plena e livre do medo. Esta lista é apenas uma sugestão.

Como vocês verão, leio de tudo um pouco. Já recomendava o Rig Veda, o documento mais antigo da literatura hindu:

> Ó homem que procuras a verdade e a sabedoria, abre os braços e deixa que o conhecimento chegue a ti de todas as partes. A verdade é uma e os sábios irão ensiná-la de diferentes maneiras.[25]

BASSO, Theda; AMARAL, Moacir.
Triângulos: **estruturas de compreensão do ser humano. São Paulo: Edição do Autor, 2006.**
É um dos livros básicos da Dinâmica Energética do Psiquismo (DEP). Proporciona "ver que somos um processo, a própria pulsão, e não um corpo solidificado".

BASSO, Theda; PUSTILNIK, Aidda.
Corporificando a consciência: **teoria e prática da Dinâmica Energética do Psiquismo. São Paulo: Edição do Autor, 2000.**
Também é peça básica na bibliografia da Dinâmica Energética do Psiquismo (DEP) e ensina os fundamentos e princípios éticos da escola.

KHRISNAMURTI, Jiddu. *Pense nisso:* **reflexões libertadoras sobre temas do cotidiano. Rio de Janeiro: Nova Era, 2009.**
O autor sempre nos mostra que a responsabilidade por nossa felicidade é nossa e é preciso nos fortalecermos para assumirmos esse lugar.

TOLLE, Eckhart. *O poder do agora.* Rio de Janeiro: Sextante, 2002.
Simplicidade extrema e complexidade máxima nesse livro, assim como o é tentar vivenciar apenas o agora.

LAO-TSE. *Tao Te King*. Tradução e notas de
Huberto Rohden. São Paulo: Alvorada, 1985.

BAGHAVAD-GITA. Tradução de Huberto
Rohden. São Paulo: Martin Claret, 1997.

Quem me deu o *Tao Te King* foi um colega do
Departamento de Edificações Públicas.
É um livro que, em qualquer página que eu
abra, encontro sempre uma palavra de conforto
para meu momento. Huberto Rodhen também
traduziu o Baghavad-Gita (em sânscrito, *Canção
do Senhor*), importante texto religioso hindu
do século IV a.C., em que o guerreiro Arjuna
dialoga com Críxena, uma das reencarnações do
deus Vishnu e, ao longo da conversa, aprende a
alcançar a iluminação espiritual.

GOLEMAN, Daniel (Org.). *Emoções que curam*.
Rio de Janeiro: Rocco, 1999.

Aqui vemos como a preservação da saúde
é negligenciada, no que diz respeito à
responsabilidade de cada um com a qualidade da
vida que leva e das emoções que cultiva.

LEWIS, Denis. *O tao da respiração natural*.
São Paulo: Pensamento, 2006.

A respiração natural, basicamente, é observar
a entrada e saída de ar, sem interferir. O autor

parte de uma verdade essencial: "Não há a menor dúvida que a respiração superficial provoca um conhecimento superficial de nós mesmos."
A respiração profunda, longa, ajuda no processo de autoconhecimento.

FELICIANO, Alberto; CAMPODELLO, Píer. *Reflexologia energética.* **São Paulo: Madras, 1999.**
A automassagem nos pés é boa companheira para o dia a dia. Os pés são nossa base. Merecem ser respeitados. Além disso, órgãos vitais podem ser estimulados e revitalizados por meio da massagem nos pés.

TOLLE, Eckhart. *O despertar de uma nova consciência*: **como reconhecer o propósito de sua vida e contribuir para transformar o mundo. Rio de Janeiro: Sextante, 2005.**
O título diz tudo. É o tipo de livro que ajuda a sair de um estado de consciência para iniciar outro.

MURPHET, Howard. *Trilhando o caminho com Sai Baba.* **Rio de Janeiro: Nova Era, 2002.**
MURPHET, Howard. *Sai Baba, o homem dos milagres.* **Rio de Janeiro: Nova Era, 2003.**
Dois livros excelentes para compreender quem é Sai Baba e qual sua importância para o mundo Ocidental.

HERMÓGENES, José. *Autoperfeição com Hatha Yoga:* um clássico sobre saúde e qualidade de vida. Rio de Janeiro: Record, 1979.

Meu primeiro guia de yoga, ganhou muitas atualizações e reedições ampliadas. É perfeito para quem deseja iniciar a prática.

LELUP, Jean-Yves. *A sabedoria do salgueiro.* Campinas, SP: Verus, 2005.

Um livro que ensina a não nos esquivarmos, mas sermos flexíveis diante das situações difíceis da vida.

DANUCALOV, Marcello Árias Dias; SIMÕES, Roberto Serafim. *Neurofisiologia da meditação.* São Paulo: Phorte, 2009.

É uma das investigações científicas da yoga e das experiências místico-religiosas: a união entre ciência e espiritualidade.

Notas

[1] SAI BABA. *Trilhando o caminho com Sai Baba*. Rio de Janeiro: Nova Era, 2002.

[2] HERMÓGENES, José. *Auto-perfeição com Hatha Yoga:* um clássico sobre saúde e qualidade de vida. Rio de Janeiro: Record, 1979.

[3] HAICH, Elizabeth; YESUDIAN, Selvarajan. *Ioga e saúde*. São Paulo: Cultrix, 1992.

[4] HERMÓGENES, op. cit.

[5] PATANJALI. *Yoga Sutra.* Tradução de Carlos Barbosa. São Paulo: Edição do Autor, 1999.

[6] SVÁTMÁRÁMA. *Hatha Yoga Pradípiká*. [2001?]. Disponível em: <http://www.yoga.pro.br/autor/12/0/yogi-svatmarama>. Acesso em: 10 maio 2010.

[7] BASSO, Theda; PUSTILNIK, Aidda. *Corporificando a consciência*: teoria e prática da Dinâmica Energética do Psiquismo. São Paulo: Edição do Autor, 2000.

[8] Ibid.

[9] GUIMARÃES ROSA, João. *Grande Sertão:* veredas. Rio de Janeiro: José Olympio, 1958.

[10] EPICTETO. *A arte de viver:* uma nova interpretação de Sharon Lebell. Rio de Janeiro: Sextante, 2006.

[11] HANH, Thich Nhat. *A essência dos ensinamentos de Buda*. Rio de Janeiro: Rocco, 2007.

[12] LAO-TSE. *Tao Te King.* Tradução e notas de Huberto Rohden. São Paulo: Alvorada, 1985.

[13] KYOKAI BUKKYO DENDO. *A Doutrina de Buda*. 3. ed. Tóquio: Fundação para Propagação do Budismo, 1982.

[14] BASSO, Theda; AMARAL, Moacir. *Triângulos:* estruturas de compreensão do ser humano. São Paulo: Edição do Autor, 2007.

[15] LAO-TSE, 1985.

[16] KRISHNAMURTI, Jiddu. *Pense nisso:* reflexões libertadoras sobre temas do cotidiano. Rio de Janeiro: Nova Era, 2009.

[17] LELOUP, Jean-Yves. *A sabedoria do salgueiro*. Campinas, SP: Verus, 2005.

[18] TOLLE, Eckhart. *O despertar de uma nova consciência:* como reconhecer o propósito de sua vida e contribuir para transformar o mundo. Rio de Janeiro: Sextante, 2005.

[19] CHAPLIN, Charles. *Minha vida*. Rio de Janeiro: José Olympio, 1998.

[20] WHEATLEY, Margaret. *Liderança e a nova ciência*. São Paulo: Cultrix, 1999.

[21] HANH, Thich Nhat. *Para viver em paz:* o milagre da mente alerta. Rio de Janeiro: Vozes, 1976.

[22] LAO TSE. *O livro do caminho perfeito*. São Paulo: Pensamento, 1993.

[23] TOLLE, op. cit.

[24] TULK, Tarthang. *O caminho da habilidade*. São Paulo: Cultrix, 2010.

[25] FREITAS, Ricardo. Ioga e Vedanta. Artigos. *Janelas fechadas para que?* [200-]. Disponível em: <http://www.yogaevedanta.com.br/artigoscompleto.html>. Acesso em: 22 jul. 2010.

Este livro foi editado em julho de 2010,
pela Solisluna Design e Editora. Composto em
Bembo e impresso em papel pólen 90 g/m².
Impressão e acabamento da Gráfica Santa Marta.